# LE TABAC ET LA SANTE
## 2ème
## EDITION

## PAR

# KIBOKO FRANÇOISE MACHOZI

1

www.savelife.co.za

# TABLE DES MATIERES

## OBJECTIFS

Tout travail exige de celui qui l'entreprend certains objectifs.

De notre part, nous nous sommes assignés comme objectifs:

Aider la communauté à prendre conscience des dangers du tabac; c'est à dire rendre chacun responsable de sa propre santé aussi bien que de celle des autres.

Aider la communauté à rejeter ce mal majeur qui est le tabac et prévenir ainsi certaines maladies. Car en effet il est dit *« mieux vaut prévenir que guérir »*.

# GENERALITE SUR LE TABAC

## LE TABAC ET SON HISTOIRE

Le tabac est une plante originaire de l'île de Tobago ; découverte et cultivée par les indiens d'Amérique depuis l'époque coloniale. Cette plante était utilisée pour calmer la douleur, apaiser la faim, la fatigue, traiter certaines dermatoses et les verminoses.

Christophe Colomb importa la plante de l'Amérique au Portugal et en Espagne oŭ elle fut utilisée comme plante ornementale dans les jardins. Ce n'est que plus tard que ses effets médicinaux ont été reconnus par le médecin de Philippe II roi d'Espagne qui l'utilisa pour ses patients et fit sa promotion en tant que plante médicinale.

En 1559, Jean Nicot l'ambassadeur de France au Portugal l'importa en France et la donna à la reine de France Catherine de Médicis pour traiter les migraines de son fils le prince François II.

Plus tard, les biochimistes découvrirent le principe actif responsable de ses effets tant psychiques que médicinaux et l'appelèrent « Nicotiana Tabacum » du nom de l'ambassadeur français Jean Nicot. Ainsi le tabac fait partie de la classe de Nicotiana qui appartient à la famille des solanacées, de la tribu des Cestracés.

Le tabac n'a pas tardé à être connu dans le monde suite à ses effets tant médicinaux que psychiques.

Cette plante s'adapte aux différentes conditions naturelles mais sa culture est plus adaptée au climat chaud et sa durée de végétation est d'environs 60 jours, alors qu'elle est de 150 jours dans les climats froids.

L'influence du terrain est aussi à considérer quoique le tabac se cultive sur n'importe quel terrain. Il est à signaler que sa culture est à éviter sur tout terrain salé à cause de sa teneur en chlore qui lui est défavorable.

Il est par contre recommandé de le cultiver sur un terrain riche en potasse.

Le sol doit être d'une humidité moyenne et bien aéré.

La consommation du tabac se fait de diverses manières:

Certaines personnes mâchent les feuilles du tabac, d'autres les prisent ou les fument. C'est ce dernier mode de consommation qui est le plus courant à notre époque.

Dans le temps, le tabac était considéré comme vermifuge, il était aussi utilisé en dermatologie mais actuellement il est pris pour ses effets psychiques.

Son industrie est tolérée dans beaucoup de pays à cause de son influence sur l'économie faisant ainsi abstraction de tous ses effets nocifs et sa publicité est tolérée dans les pays du tiers monde mais pas dans les pays développés.

Il ya malgré tout, les pays comme la Belgique qui exige la mention *Le tabac nuit à la santé* sur tous les paquets de tabac vendus dans leurs territoires afin de se dégager partiellement de la responsabilité qui leur serait incombée.

# CONTENU DE LA FUMEE DU TABAC

Dans la fumée du tabac quatre éléments nocifs ont été isolés.

## Nicotine

La nicotine est le principal alcaloïde contenu dans le tabac.
A faible dose, elle donne une sensation de bien être en atténuant la fatigue, la faim et la douleur.
Elle augmente la tension artérielle et accélère le rythme cardiaque suite à la stimulation de la médullaire surrénale.
A forte dose, elle devient nocive et elle peut conduire à une intoxication caractérisée par des convulsions, suivie d'une paralysie générale et de coma.
Inhalée de manière régulière, elle conduit au nicotinisme (dépendance psychique à la nicotine).

## Le monoxyde de carbone ou CO

Dans la fumée de tabac, la concentration du monoxyde de carbone varie entre 3 et 6%. Le monoxyde de carbone s'attache à l'hémoglobine et empêche le transport de l'oxygène par celle-ci aux cellules de l'organisme. Ceci explique l'hypoxie remarquée le plus souvent chez les sportifs qui fument.

## Les substances irritantes

Parmi les substances irritantes, nous citerons:
L'aldéide, l'acroléine et le phénol. Elles provoquent une irritation au niveau de l'appareil respiratoire, abolissent le système de drainage de l'appareil muco-ciliaire et causent ainsi une bronchite chronique.

## Les hydrocarbures

Ce sont les facteurs qui provoquent le cancer des voies respiratoires et de la muqueuse buccale.

NB : Le risque du cancer des bronches est proportionnel à la quantité journalière de tabac consommée. Plus cette quantité augmente plus grand est le risque.

# LES EFFETS DU TABAC DANS LE CORPS

## 1.SUR L'APPAREIL PULMONAIRE

### Au niveau des bronches

Les substances irritantes et le goudron contenus dans la fumée du tabac, se déposent sur les parois des bronches et des alvéoles se mélangeant ainsi aux sécrétions bronchiques forment une sorte de pâte collante qui provoque une inflammation locale qui rend la muqueuse des bronchioles épaisse et affecte les rapports perfusion-ventilation. En conséquence il y aura l'apparition d'une hypertension artérielle pulmonaire ayant des répercussions sur le cœur droit.
Une autre conséquence est que cette pâte collante va paralyser les cils vibratiles se trouvant dans l'appareil respiratoire alors que le but est de faire monter les sécrétions bronchiques vers le haut pour être éliminées. Ceci explique la fréquence des infections pulmonaires chez le fumeur.

Le malade tousse pour se dégager de cette pâte, il est essoufflé à cause de la diminution des rapports perfusion-ventilation aussi et à cause de la fixation du monoxyde de carbone sur l'hémoglobine.

## Le tabac et l'immunité pulmonaire

Les dépôts toxiques contenus dans la fumée du tabac inhibent les possibilités phagocytaires et diminuent l'immunité pulmonaire.

Une alvéolite est aussi constatée suite à l'augmentation du nombre des macrophages, mais leur altération rend la capacité immunitaire de plus en plus difficile.

## 2. SUR L'APPAREIL CIRCULATOIRE

**Au niveau du cœur**

La présence de la nicotine dans le système nerveux sympathique provoque la libération de l'adrénaline et de la noradrénaline entrainant une vasoconstriction artérielle, une accélération du battement cardiaque, un trouble du rythme, un spasme coronarien et une hypertension artérielle, qui avec le mécanisme immuno-allergique causé par les autres substances nocives contenues dans la fumée du tabac est en mesure de provoquer des lésions sur les parois artérielles et entretenir le dépôt de cholestérol qui à la longue pourra complètement boucher certains vaisseaux. Ceci explique la fréquence élevée des cas d'infarctus du myocarde observés chez les fumeurs.

Le CO de son coté, provoque l'hypoxie par sa fixation à l'hémoglobine empêchant ainsi le transport de l'oxygène par celle-ci.

# 3. SUR LE SYSTEME NERVEUX

## Système nerveux central

A faible dose, la nicotine contenue dans le tabac facilite l'effort de performance intellectuelle, provoque une vasodilatation ainsi qu'une action euphorisante. A forte dose, elle altère l'attention et la mémoire, elle diminue les performances intellectuelles pouvant aboutir à la psychasthénie.

Le monoxyde de carbone détruit les cellules cérébrales. Ceci explique les insomnies, maux de tète et perte de mémoire observés chez les fumeurs.

## Systeme nerveux périphérique

Les troubles vasculaires causés par le tabac, provoquent des lésions dégénératives au niveau des nerfs périphériques pouvant conduire à la perte de la sensibilité aux extrémités des doigts.

18

NB : Le rétablissement de la sensibilité est possible après arrêt du tabagisme.

## 4. SUR LE TUBE DIGESTIF

Les substances irritantes contenues dans la fumée de tabac, provoquent au niveau du tube digestif et surtout de l'estomac et du duodénum, des lésions ulcéreuses ainsi qu'une accélération du mouvement péristaltique.

Dans les voies biliaires, le tabac provoque une élimination massive des sels biliaires.

Ces deux facteurs justifient l'effet laxatif de la première cigarette matinale.

Au niveau du pancréas, le tabac diminue ou inhibe la sécrétion alcaline (qui normalement neutralise l'acide au niveau du duodénum) et contribue ainsi à l'émergence de l'ulcère duodénal.

## 5. SUR LA VIE SEXUELLE

Le tabac diminue la performance sexuelle aussi bien que la capacité de fécondation.

# 6. SUR LA GROSSESSE

Le tabac a des effets nocifs sur le développement de l'embryon à tous les stades du développement fœtal.
Les complications obstétricales sont plus prononcées chez les femmes qui fument. La gravité des complications obstétricales est proportionnelle au nombre des cigarettes que la femme fume par jour.
Les cas d'avortements spontanés sont plus fréquents chez les femmes qui fument que chez celles qui ne fument pas.
Les femmes qui fument accouchent plus souvent d'enfants hypotrophiques et hypotoniques suite aux effets de la nicotine qui traverse la barrière placentaire.
La fréquence des cas d'hématomes retro-placentaires est aussi élevée chez les femmes qui fument.
Les enfants qui naissent des femmes qui fument ont souvent un score d'Apgar très bas.
Ils sont poly-globuliques.
Après l'accouchement, la femme continue à intoxiquer son enfant par le lait maternel

aussi bien que par la respiration de l'air pollué par la fumée de son tabac.

## 7. SUR LA MENOPAUSE

La ménopause, qui normalement apparait entre 40 et 45 ans, semble être rapprochée chez les femmes qui fument avec une augmentation du risque d'ostéoporose et de fractures post ménopausiques.

## 8. SUR L'ESTHETIQUE

Le tabac modifie la coloration dentaire et crée une certaine fragilité au niveau de la gencive.
Les hydrocarbures contenus dans sa fumée augmentent le risque du cancer de la bouche.
Au niveau de la peau, on constate une altération de l'état de la peau, qui se traduit par l'apparition précoce des rides.
La peau blanche acquiert une coloration jaune pâle.

## 9. SUR LA VIE SOCIALE

Comme les substances irritantes du tabac se trouvent dans la fumée, il n'est pas surprenant que les individus partageant le même local qu'un fumeur soient exposés à leurs effets nocifs.

C'est ainsi qu'on remarque les cas de bronchite chronique et autres affections citées ci-haut chez les enfants des grands fumeurs.

Sur le plan économique, la nicotine ayant la capacité de provoquer l'accoutumance, fait que le fumeur ne peut pas s'en passer et soit obligé de gaspiller tout son revenu afin de satisfaire son envie.

# SEVRAGE DU TABAC

Actuellement plusieurs techniques sont pratiquées pour le sevrage du tabac. Il ya les techniques médicamenteuses et non médicamenteuses.

## TECHNIQUES NON MEDICAMENTEUSES

Elles ont comme objectif de combattre la dépendance psychique et comportementale. On explique aux individus concernés les méfaits du tabac.

Généralement, on met à la disposition des fumeurs, plusieurs loisirs et sports afin de les occuper et les aider ainsi à oublier le désir de fumer.

On leur apprend les techniques pour vaincre le stress.

On les encourage à se faire des amis qui ne fument pas ou qui fumaient et qui ont pu arrêter la pratique.

On les encourage à trouver quelque chose pour occuper les mains, ça peut être un ballon ou autre chose.

Dans la plus part des cas, il est nécessaire d'y associer les méthodes médicamenteuses.

## Sevrage progressif

Il consiste à diminuer progressivement la quantité de la consommation journalière de tabac jusqu'à l'arrêt total.
Cette technique connait beaucoup plus d'échec.

## Hypnose

Sommeil incomplet provoqué par les moyens artificiels (paroles, regards, gestes) par lesquels le sujet est apte à recevoir les suggestions de celui qui l'hypnotise[1].

## Sophrologie

Elle consiste à faire écouter au fumeur des CD (compact disc) adressant des messages sur le tabac. Ceci doit être fait à l'insu de l'individu juste avant le sommeil.

---

[1] Bernard et Geneviève Pierre, dictionnaire médical pour les régions tropicales, page 363

# TECHNIQUES MEDICAMENTEUSES

## 1.Sevrage progressif en deux temps

A chaque envie de fumer, on donne au patient le nicoret, qui est une gomme à mâcher, contenant 2-4mg de nicotine. Progressivement, on diminue le nombre de gommes par jour, jusqu' à l'arrêt total. Le sevrage s'effectue ainsi en deux temps. Premièrement, le patient est épargné des effets nocifs du goudron ; deuxièmement, il est sevré progressivement de la nicotine. Les gommes sont recommandées aux personnes dont la dépendance à la nicotine est moindre.

NB : Il existe aussi les comprimés sublinguaux, les comprimés à sucer et les inhalateurs de nicotine.

## 2.Le patch

C'est un dispositif contenant de la nicotine et dont la dose est fonction de la dépendance que l'individu a développé. Les doses seront progressivement réduites jusqu'à l'arrêt total.

NB : Commencer par déterminer la date à laquelle vous allez arrêter de fumer par ce que le patch doit être placé dès le premier jour de l'arrêt de la cigarette.

## 3. Ziban:

C'est un comprimé qui ne contient pas de nicotine mais dont les effets sont semblables à ceux de la nicotine.
Le Ziban est utilisé afin d'aider les fumeurs à arrêter de fumer.

### 4. Chantix:

Chantix ou varenicline tartrate ou champix pour les Europeans est un antagonist partiel des récepteurs de la nicotine.

## 5. Les rayons laser à faible dose:

Les rayons laser à faible dose sont orientés au nez, à la main, ou au poignet du fumeur afin de stimuler son cerveau à produire une quantité importante d'endorphine (Hormone produite par le cerveau afin d' éliminer le stress et augmenter l' énergie), qui l'aidera à prevenir le syndrôme de sevrage.

## 6. Acupunture:

Méthode chinoise utilisée pour aider les fumeurs à arrêter de fumer.
La technique consiste à inserer une aiguille très mince sur une partie du corps du fumeur afin de stimuler son cerveau à produire une quantité abondante d'endorphine.

## 7.La cigarette électronique ou e-cigarette.

La cigarette électronique a été inventée en 2001 par Stephane Vlachos etudiant en informatique.
C'est un dispositif électronique ressemblant à la cigarette normale et qui lui sert de substitue. Elle produit une vapeur qui ressemble à la fumée de tabac et qui peut être aromatisée de l'arome de tabac blond ou soit de l'arome des fruits. La cigarette électronique peut contenir ou ne pas contenir

de nicotine. D'autres cigarettes électroniques contiennent du menthol à la place de la nicotine.

Il ya aussi des cigares électroniques et des pipes électroniques.

Le fait d'utiliser la cigarette électronique est appelé vapoter ou vaper et la personne qui vapote s'appelle vapoteur.

# MESURE POUR AIDER LA COMMUNAUTE A EVITER LE TABAC

Les gouvernements du monde entier devraient interdire les publicités pour le tabac.

Les enseignants devraient organiser des conférences médicales au cours des quelles on parle aux enfants des effets néfastes du tabac.

Les membres du gouvernement, les enseignants aussi bien que le personnel soignant doivent servir d'exemples en refusant le tabac sous toutes ses formes.

Le personnel soignant a l'obligation professionnelle d'éduquer la masse et de l'entretenir sur les dangers du tabac.

Il doit aider les fumeurs à abandonner le tabac quoique cela soit difficile, en mettant à leur disposition tout le nécessaire pour le sevrage.

## ENQUETTE FAITE SUR LE TABAGISME.

Pendant mon temps libre, j'ai pu effectuer une enquête sur le tabagisme. Je soumettais aux fumeurs un questionnaire auquel ils devaient répondre, de manière individuelle, après leur avoir expliqué brièvement la manière de le remplir.

## QUESTIONAIRE DE L'ENQUETTE

Madame, mademoiselle, monsieur, nous voudrions connaitre votre opinion sur le tabac et sa consommation.

Nous vous prions de répondre soit en rayant la mention inutile, soit en mettant une croix devant la réponse choisie ou encore en répondant par des petites phrases selon le cas.

Nous vous remercions pour votre collaboration.

Homme:

Femme:

Age:

Profession:

Combien de cigarettes fumez-vous par jour?

Fumez-vous plus qu'avant? Oui

Non

Pourquoi et comment avez vous commencé à fumer?

Êtes-vous capable d'arrêter de fumer?

Avez-vous déjà ressenti certains méfaits du tabac?

Tels que:- La toux matinale

-Etre à court d'haleine

-Maladies pulmonaires

Par ce questionnaire, nous avons voulu faire participer les fumeurs à ce travail et tirer de leur expérience la possibilité de confirmer ou d'infirmer les données de notre documentation.

# RESULTAT DE L'ENQUETTE

## Identité

Durant l'enquête, nous avons pu interroger 87 hommes et 13 femmes. Leur âge variait entre 21 et 54 ans. Ils étaient chômeurs, étudiants, ouvriers, cadres de direction et hommes d'affaires.

**A la question: combien de cigarettes fumez-vous par jour?**

Nous nous sommes rendu compte que le nombre de cigarettes était proportionnel au revenu du fumeur.

Sur 100 fumeurs appartenant aux différentes classes sociales interrogés, nous avons remarqué que le nombre variait entre 10 et 40 cigarettes par jour avec un score très élevé chez les religieux.

**Pourquoi et comment avez vous commencé à fumer?**

Sur 100 fumeurs nous avons obtenu les résultats suivants:

34 affirment avoir commencé à fumer par imitation.
27 disent que c'est juste pour le simple plaisir de le faire.
17 disent qu'ils ont commencé à fumer par curiosité.
16 affirment avoir commencé à fumer suite aux problèmes affectifs tels que l'abandon par les autres membres de famille, ou lors du décès d'un parent...
6 affirment avoir commencé à fumer pour se protéger contre le froid.

**A quel âge avez vous commencé à fumer?**

Chez les fumeurs de moins de 25 ans, l'âge du début du tabagisme varie entre 10 et 18 ans.
Par contre chez les fumeurs de plus de 25 ans, cet âge varie entre 15 et 23 ans.

**Avez-vous déjà ressenti certains méfaits du tabac? Tel que:**

La toux matinale persistante
Etre à court d'haleine
Maladie pulmonaire

100% de nos interlocuteurs affirment avoir subit les conséquences.

# CONCLUSION

Tout au long de cette brochure, nous avons essayé de montrer certains effets du tabac. Le tabac reste et restera toujours l'ennemi de votre santé, même si cela rapporte beaucoup de revenus aux industries et aux gouvernements du monde entier. Deux conclusions semblent se dégager des analyses présentées dans cette brochure.

D'une part les publicités pour le tabac devraient être interdites; Que ce soit à la radio comme à la télévision, surtout dans les pays en voie de développement ou des facteurs multiples prédisposent déjà aux maladies pulmonaires.

D'autre part, il serait plus que souhaitable que le personnel soignant, les enseignants aussi bien que les membres des gouvernements dans le monde entier servent de modèle en s'abstenant de fumer.

# BIBLIOGRAPHY

1. FT, Le groupe France Tabac, *L'histoire du tabac*
2. Buxidanicophiles sur le tabatieres snuffboxes, le site des amateurs et collectionneurs de tabatieres, *L'origine du tabac*
3. Doctssimo, Arreter de fumer, *l'histoire du tabac*
4. J. Courtejoie, *dictionnaire edical pour les regions tropicales*, 1983, DRC
5. Dr E.G. Peeters, *Le cancer* MV bibliotheque,117 Marabout universite, N° 66/49
6. Andre Dufour, Maud Cousin, Philippe Augendre, *cesser de fumer*, edition77190Damarie lesLys,1975
7. Revue developpement et sante N° 26, Imprimerie Magenta RC 309257137, 1980
8. Dierctrice Van Hand Boww Bossen Veetelt, *bulletin agricole du Congo Belge* 1953
9. Croquet Htier, *production du prince et methode*, 2eme edition, 1961

10.Tabazaire 50 ans, *programme des manifestation du 50eme anniversaire de la SZ AKL, Tabazaire* 1989

11. *Renseignement sur les drogues*, foundation of Ontario, 1989

12.*Reactions anormales a la drogue, publication autorisee par ministre de la sante et bien etre sociale*, Canada, 1978

13.Dr Onyembe PML, *environnement et industrie du tabac*

14.Revue soins, *pathologie du tabac*, Tome 25, N° 11, 05 juin 1980

15.Sante du monde N° 525,Juin 1989

16.Sante medecine, *la cigarette et ses substances nocives*

17. Science avenir, *sante, Tabac : La liste des 93 produits toxiques de la fumee de cigarette.*

18. Sante chez nous, Tabagisme, *La composition de la fumee*

19. Arreterfumer.fr, *Les effets du tabac sur les poumons*

20. Santemedecine.net, *Effets du tabac sur la sante*

21. Arreter de fumer, *Les effets du tabac sur les poumons d'un fumeur*

22. Doctissimo, *Arreter de fumer, Tabac : garre aux maladies du cœur*

23. e-sante.be, *guide prevention du risque cardiovasculaire, une cigarette en plein cœur*

24. Universite de Liege, *effets des differents composes du tabac.*

25. *La therapie cognitivo-comportementale : Efficace contre l'addiction au tabac,* www.arret-tabac-bienfait.com/la-therapie....

26.*Arreter de fumer,* www.doctissimo.fr/thm/dossiers/tab...

27.*Cigarette electronique,* www.wikipedia.org/wiki/cigarette_%25

28.*Arret du tabac par hypnose :arreter de fumer definitivement,* www.hypnose-medicale.com/hypnose-ar...

29.*Le tabac et sevrage tabagique, sophrologie clinique,* www.sophrologieclinique.fr/%3Fpage_...

30.*Arret du tabagisme,* www.wikipedia.org/wiki/Arr%25C3%25AA

31.*Total lazer therapy* found at www.totlalasertherapy.ca/smokking-cessation method,

32.*Can laser help you stop smokking?*
Found at
www.reuters.com/article/2010/09/29/...
33.*Le ziban,* found at www.arreter-fumer.biz/method-ziban,
*Varenicline tartrate,* found at
www.wikipedia.org/wiki/varenicline.